BEI GRIN MACHT SICH IHR WISSEN BEZAHLT

- Wir veröffentlichen Ihre Hausarbeit,
  Bachelor- und Masterarbeit

- Ihr eigenes eBook und Buch -
  weltweit in allen wichtigen Shops

- Verdienen Sie an jedem Verkauf

**Jetzt bei www.GRIN.com hochladen
und kostenlos publizieren**

GRIN

Karina Henning

Risiko-Nutzenabwägung der Sleeve-Gastrektomie bei Adipositas per magna

GRIN Verlag

Bibliografische Information der Deutschen Nationalbibliothek:

Die Deutsche Bibliothek verzeichnet diese Publikation in der Deutschen National-
bibliografie; detaillierte bibliografische Daten sind im Internet über http://dnb.d-
nb.de/ abrufbar.

Impressum:

Copyright © 2014 GRIN Verlag GmbH
Druck und Bindung: Books on Demand GmbH, Norderstedt Germany
ISBN: 978-3-656-70984-8

Dieses Buch bei GRIN:

http://www.grin.com/de/e-book/277985/risiko-nutzenabwaegung-der-sleeve-gast-
rektomie-bei-adipositas-per-magna

GRIN - Your knowledge has value

Der GRIN Verlag publiziert seit 1998 wissenschaftliche Arbeiten von Studenten, Hochschullehrern und anderen Akademikern als eBook und gedrucktes Buch. Die Verlagswebsite www.grin.com ist die ideale Plattform zur Veröffentlichung von Hausarbeiten, Abschlussarbeiten, wissenschaftlichen Aufsätzen, Dissertationen und Fachbüchern.

Besuchen Sie uns im Internet:

http://www.grin.com/

http://www.facebook.com/grincom

http://www.twitter.com/grin_com

RHEINISCHE FACHHOCHSCHULE KÖLN

University of Applied Sciences

Fachbereich: Medizinökonomie

Studiengang: Medizinökonomie (B.A.)

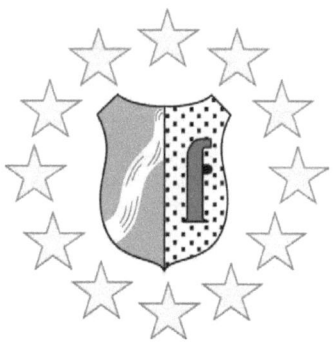

Hausarbeit

Risiko-Nutzenabwägung der Sleeve-Gastrektomie bei Adipositas per magna

Vorgelegt von: Karina Henning

Wintersemester 2013/14

Inhaltsverzeichnis

1 Einleitung

Die vorliegende Arbeit widmet sich der Frage der Risiko- Nutzenabwägung der Sleeve-Gastrektomie bei Adipositas per magna. Es sollen zunächst folgende Aspekte analysiert werden: was ist eine Adipositas, welche Ursachen liegen dieser zugrunde, warum die Zunahme der Adipositaserkrankungen auch als ein gesamtgesellschaftliches und vor allem gesundheitspolitisches Problem anzusehen ist. Als nächstes werden die Therapiemöglichkeiten der Erkrankung Adipositas erläutert. In Kapitel 3 wird eine Therapiemöglichkeit herausgenommen und dargestellt, die Sleeve-Gastrektomie. Diese wird thematisiert und in der Vorgehensweise, der Risikofaktoren, der Therapieerfolge sowie der Prognose dieser Behandlung erläutert.

Thema der Arbeit ist, die Ursachen und die Entwicklung der Erkrankung Adipositas zu erläutern und darzustellen. Hier liegt das besondere Augenmerk auf der Frage, warum es erst dann zu chirurgischen Maßnahmen kommt, wenn es bereits zu Folgeerkrankungen gekommen ist. Und was hat dieser Sachverhalt für gesundheitsökonomische Konsequenzen ? Aber auch auf die Fragestellung, ob eine chirurgische Maßnahme grundsätzlich notwendig ist möchte ich eingehen.

2 Adipositas per magna

2.1 Definition und Klassifikation der Adipositas

Übergewicht/Adipositas wird allgemein als eine Vermehrung des Körperfetts definiert, das über das Normalmaß hinausgeht und mit einer Gesundheitsgefährdung bzw. mit einem erhöhten Risiko für Folgeerkrankungen einhergeht. Synonyme wie Fettleibigkeit und Fettsucht werden in Deutschland verwendet, wobei diese Begriffe medizinisch nicht korrekt und auch diskriminierend sind.

Die Definition von Adipositas basiert auf Körpermaßen, die auf Körpergewicht und Körpergröße gründen. Diese sind einfach zu erfassen und zu klassifizieren. Grundlage der Klassifikation des Körpergewichts ist nach internationaler Übereinkunft der *Body Mass Index* (BMI) oder Körpermassindex. Dieser errechnet sich als Quotient auf Körpergewicht in kg und der Körpergröße in Metern im Quadrat

$$BMI = Körpergewicht\ (kg)/Körpergröße\ (m^2).$$

Diese Klassifikation und Definition wurde im Jahr 2000 von der WHO vorgeschlagen und wird heute weltweit verwendet. Der Normalgewichtsbereich ist als BMI zwischen 18,5 und 24,9 kg/m^2 definiert. Ab einem BMI von 25 kg/m^2 wird von Übergewicht gesprochen. Bei einem BMI > 30 kg/m^2 wird von Adipositas gesprochen, die jeweils in 3 Schweregrade unterteilt wird.

Kategorie	BMI (kg/m²)	
Starkes Untergewicht	< 16	
Mäßiges Untergewicht	16 – 17	Untergewicht
Leichtes Untergewicht	17 – 18,5	
Normalgewicht	18,5 – 25	Normalgewicht
Präadipositas	25 – 30	Übergewicht
Adipositas Grad I	30 – 35	
Adipositas Grad II	35 – 40	Adipositas
Adipositas Grad III	≥ 40	

Abbildung 1: Klassifikation des Körpergewichts anhand des BMI (Mod. Nach WHO 2000)

Allerdings besitzt der BMI nur einen begrenzten Wert zur Abschätzung des Körperfetts, da er nicht zwischen Körperfett und fettfreier Körpermasse differenzieren kann. Kraftsportler weisen aufgrund ihrer größeren Muskelmasse ebenfalls einen höheren BMI auf, was womöglich zu falschen Schlussfolgerungen verleitet. Deswegen reicht der BMI als alleiniges Kriterium zur Indikationsstellung für therapeutische Maßnahmen nicht aus. Darauf weise ich im Punkt Voraussetzungen für die Durchführung einer OP noch detaillierter hin.

Ein einfaches Maß zur Beurteilung des viszeralen Fettdepots ist die Messung des Taillenumfangs. Bei einem Taillenumfang $\geq$ 88 cm bei Frauen bzw. $\geq$ 102 cm bei Männern liegt eine abdominale Adipositas vor. Bei Personen mit BMI $\geq$ 25 kg/m² sollte stets der Taillenumfang gemessen werden.[1]

2.2 Entwicklung und Ursachen der Adipositas

Adipositas ist das am schnellsten wachsende Gesundheitsrisiko. In den letzten Jahrzehnten steigt die Zahl der übergewichtigen und adipösen Menschen nicht nur in den Industrienationen, sondern auch in den Entwicklungs- und Schwellenländern, stetig an. Die WHO spricht inzwischen von einer Adipositasepidemie. An erster Stelle der Adiposen-Rangliste aller 33 Industriestaaten stehen die Vereinigten Staaten. Rund zwei Drittel aller US-Amerikaner haben Übergewicht, fast die Hälfte dieser Gruppe gilt als adipös. Die Plätze zwei und drei nehmen Mexiko und Chile ein.

Der westliche Lebensstil ist durch hochkalorische Nahrung, Nahrungsmittelüberfluss und wenig Bewegung gekennzeichnet. Das hat Auswirkungen auf das Gewicht. Immer mehr Kinder und Jugendliche sind übergewichtig und adipös.[2]

---

[1] Deutsche Adipositas Gesellschaft, 2007
[2] Bundesgesundheitsblatt, 2013.

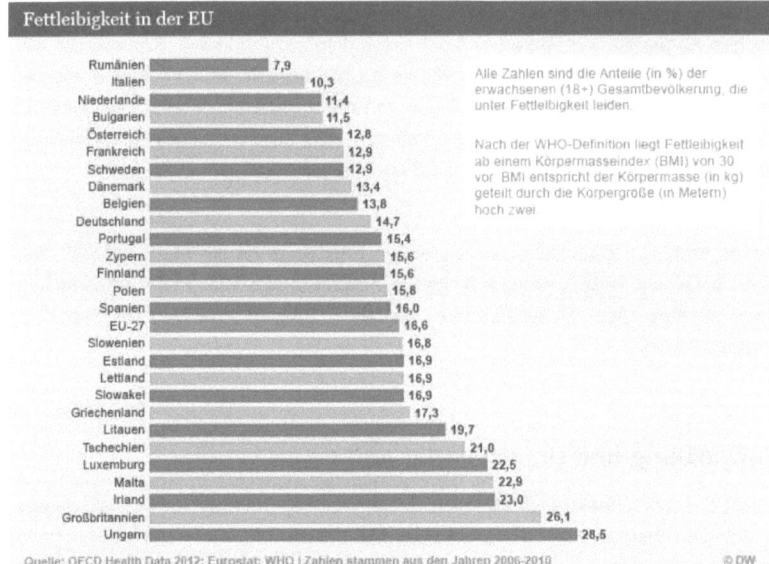

Abbildung 2: Adipositas in der EU

Mit Blick auf die obige Abbildung wird deutlich, daß Deutschland mit 14,7 % adipöser Erwachsenen im Vergleich zum hohen Anteil von 26,1 % und 28,5 % in Großbritannien und Ungarn noch relativ gut da steht, obwohl man hierbei bedenken muss, daß es sich um einen BMI > 30 kg/m² handelt. Laut Studie zur Gesundheit Erwachsener in Deutschland (DEGS) des Robert-Koch-Instituts von 2008 – 2011 sind 67,1 Prozent der Männer und 53 Prozent der Frauen übergewichtig mit einem BMI über 25 kg/m². Adipös (BMI > 30 kg/m²) sind 23,3 Prozent der Männer und 23,9 Prozent der Frauen in Deutschland. 1998 waren rund 19 % der Männer und 22,5 % der Frauen adipös, die größte Zunahme an Adipositas zeigte die Altersgruppe der 25- bis 34jährigen.[3]

15 Prozent der 3- bis 17jährigen Kinder und Jugendlichen in Deutschland haben Übergewicht, ca. 6 % sind adipös. Da in vielen Fällen aus übergewichtigen Kindern übergewichtige Erwachsene werden, ist eine frühe Diagnosestellung und Therapie sehr wichtig.

Woran liegt es, daß es immer mehr adipöse Menschen in Deutschland gibt? Die Hauptursache liegt sicher in den veränderten Lebensbedingungen: die Aufnahme von kalorienreichen Nahrungsmitteln bei gleichzeitiger Bewegungsarmut. Kinder verbringen immer mehr Zeit vor

---

[3] Universitätsmedizin Leipzig, 2014

Computern, Fernsehern oder Spielekonsolen , bei Erwachsene liegt ein Bewegungsmangel dank Auto, Fahrstuhl und Rolltreppe vor. Nahrungsmittel sind überall verfügbar und werden in großen Portionsgrößen als Fast Food oder Snacks ständig verlockend angeboten. Zucker-reiche Limonaden und Süßigkeiten werden in den Medien vielfältig beworben.[4]

Die wichtigsten Ursachen sind Bewegungsmangel und Überernährung, wobei die Überer-nährung nicht allein durch eine vermehrte Kalorienaufnahme zurückzuführen ist, sondern bzw. vor allem durch eine erhöhte Aufnahme von Fett, insbesondere von ungesunden gesät-tigten Fettsäuren und gleichzeitig bei mangelnder Mineralstoff- und Vitaminaufnahme. Weite-re Ursachen sind:

- passive Freizeit wie z.B. Computer, Fernsehen

- Frust, Langeweile

- Essen als Übersprungshandlung (Stress)

- Warenüberangebot

- Geschmacksverstärker (Glutamat)

- Farb- und Geruchsstoffe

- Werbung für zucker- und fetthaltige Lebensmittel

- Essen als Ersatz für emotionale und persönliche Zuwendung

- Psychische Störungen (Essstörungen)

- Fastfood (hohe Fett-, Zucker-, und Salzgehalt)

- Nahrungsqualität

- Erziehung

- Geschmacksprägung durch Zuckerzusätze und Süßstoffe

- Genetische Disposition

- Nebenwirkungen von Medikamenten (z.B. Insulin, Psychopharmaka, Betablocker)

- Pränatale Folgen (z.B. Diabetes mellitus)

- Adipositas infolge anderer Erkrankungen (z.B. Schilddrüsenunterfunktion)

Die Energiebilanz, also das Gleichgewicht zwischen Energieaufnahme und Energiever-brauch, ist die Voraussetzung für die Aufrechterhaltung des Körpergewichts. Eine positive Energiebilanz führt zur Erhöhung des Körgergewichts, zur Adipositas. Eine wesentliche Rolle spielen hier Essverhalten, Aktivitätsniveau und Stoffwechsel. Aber auch die Genetik spielt eine Rolle. Durch Adoptionsstudien wurde gezeigt, daß der BMI der Adoptivkinder mit dem

---

[4] Adipositas Verband Deutschland e.V., 2014

7

BMI der Adoptiveltern kaum korellierte, wogegen eine Korrelation zum BMI mit den leiblichen Eltern gab.[5]

2.3 Folgeerkrankungen

Adipositas begünstigt die Entstehung einer Reihe von Krankheiten. Viele sogenannte Zivilisationskrankheiten hängen direkt mit Übergewicht zusammen. Die meisten Adipösen sind multimorbid. Häufig mit Adipositas und Übergewicht assoziierte Krankheiten sind:

1. Herz-Kreislauf-System
   - Hypertonie
   - Koronare Herzkrankheit
   - Linksventrikuläre Hypertrophie
   - Herzinsuffizienz
2. Metabolische und hormonelle Funktion
   - Diabetes mellitus Typ 2
   - Fettstoffwechselstörungen
   - Hyperurikämien (Erhöhung des Harnsäurespiegels)
3. Störung der Atemmechanik
   - Schlafapnoe (Atemstillstand während des Schlafens)
   - Dyspnoe (Atemnot)
4. Verdauungsstörungen
   - Fettleber
   - Gallenblasensteine (Cholecystolithiasis)
   - Refluxösophagitis (Entzündung der Speiseröhre)
5. Bewegungsapparat
   - Wirbelsäulensyndrome
   - Arthrose
6. Erhöhtes Risiko für bestimmte Krebsarten
7. Hormonelle Störungen (z.B. reduzierte Fertilität)

---

[5] Wirth/Hauner, 2013

Desweiteren haben adipöse Patienten ein erhöhtes Unfall-, Operation- und Narkoserisiko, eine verminderte Lebensqualität. Sie sind eingeschränkt in den Aktivitäten des täglichen Lebens, durch vermehrtes Schwitzen, Gelenkbeschwerden und Belastungsdyspnoe.

Bei der obrigen Aufzählung handelt es sich um die wichtigsten Begleit- bzw. Folgeerkrankungen von Adipositas. An erster Stelle stehen die kardiovaskulären Risikofaktoren, diese hängen deutlich vom Körpergewicht ab. Bereits Übergewicht, d.h. BMI von 25 – 30 kg/m², erhöht die Prävalenz von Risikofaktoren um ein Mehrfaches. Beispiel Hypertonie (Bluthochdruck): während normalgewichtige sowie schlanke Menschen (BMI < 25 kg/m²) in nur 8 % der Fällen einen erhöhten Blutdruck aufweisen, sind Übergewichtige bereits 2mal und Adipöse 6mal häufiger davon betroffen. Der erhöhte Blutdruck sorgt dann für weitere Erkrankungen des Gefäßsystems (Arteriosklerose). Adipöse haben ein 3fach erhöhtes Risiko an Diabetes mellitus zu erkranken, welches u.a. wiederum zu arteriellen Verschlusskrankheiten (paVK) führen kann.[6]

Nicht allein der BMI ist ausschlaggebend, sondern auch der Taillenumfang für Adipositasassoziierte kardiovaskuläre und metabolische Komplikationen: bei Männern, deren Taillenumfang > 94 cm, bei Frauen > 80cm, besteht ein erhöhtes Risiko. Ein deutlich erhöhtes Risiko an diesen Komplikationen zu erkranken, liegt dann vor, wenn der Taillenumfang bei Männern > 102 cm und bei Frauen > 88 misst.[7]

Adipositas ist auch ein Risikofaktor für eine Verminderung der kognitiven Leistungsfähigkeit und für Demenzerkrankungen, einschließlich der Alzheimerkrankheit. Dabei spielt auch hier die Gefäßschädigung durch Cholesterin-, Zucker- und Fettablagerungen eine Rolle.

Nicht zu vergessen sind die seelischen Folgen der Adipositas. Die Betroffenen haben oft ein geringes Selbstwertgefühl, fühlen sich als Versager und werden von der Gesellschaft begrenzt toleriert bis hin zur beruflichen und sozialen Ausgrenzung. Bei Kindern hat das meistens gravierende Folgen. Sie leiden an emotionalen Störungen, Verhaltensstörungen, ADHS, Depressionen und Lernstörungen.

---

[6] Wirth/Hauner, 2013
[7] Deutsche Gesellschaft für Kardiologie, 2007

2.4   Therapiemöglichkeiten

2.4.1 Konservative Therapie

Die konservative Therapie der Adipositas mit Ernährungsumstellung, Bewegungstherapie und Verhaltensmodifikation stellt nach der Leitlinie der Deutschen Adipositas-Gesellschaft das Basiskonzept des Gewichtsmanagements dar. Ein Programm zum Gewichtsmanagement sollte zwei Phasen beinhalten. In der 1. Phase steht die Gewichtsreduktion im Vordergrund. Die 2. Phase dient der Gewichtserhaltung mit langfristiger Ernährungsumstellung mit einer ausgewogenen Mischkost, d.h. fettmoderat, polysaccharid- und ballaststoffreich und mit einem Energiegehalt, der eine Stabilisierung des Körpergewichts ermöglicht.

Die *Ernährungstherapie* ist ein Hauptbestandteil der Basismaßnahmen, und erfolgt nach Abschätzung des individuellen Risikoprofils sowie Berücksichtigung der individuellen Gegebenheiten. Wichtig sind hier die Bereitschaft und die Einbeziehung des Patienten und seines Umfeldes. Welche Art der Ernährungsumstellung, ob die alleinige Fettreduktion, Kostformen mit niedrigen glykämischen Index oder Mahlzeitenersatz durch Formulaprodukte zum Beispiel angewandt werden, hängt vom jeweiligen Patienten ab. Ziel der Diättherapie ist die langfristige Umstellung und Veränderung von Ernährungs- und Essgewohnheiten.

Ein weiterer Bestandteil der Basismaßnahmen bildet eine regelmäßige körperliche Aktivität. Die *Bewegungstherapie* dient der Reduktion des Körperfettanteils, der Verbesserung der Insulinresistenz und eines pathologischen Fettanteils sowie zur stabilisierung des Körpergewichts.

Übergewicht entsteht nicht allein aus Unwissenheit, sondern aus Frust, Einsamkeit, Stress oder andere psychischen Belastungen. Mit professioneller Hilfe und Unterstützung z.B. durch Psychotherapeuten ist die langfriste Umstellung der Ernährung und Reduktion des Körpergewichts leichter umzusetzen. Die Patientenmotivation kann durch *verhaltenstherapeutische Ansätze* gestärkt werden. Die wichtigsten Elemente sind hier:

➢ Selbstbeobachtung des Ess-, Trink- und Bewegungsverhaltens (Ernährungstagebuch)

➢ Einübung eines flexibel kontrollierten Essverhaltens

➢ Erlernen von Stimuluskontrolltechniken, um Essreize zu reduzieren

➢ Soziale Unterstützung (Familie, Selbsthilfegruppen)

➢ Rückfallprophylaxe, Rückfallmanagement.

Neben der Basistherapie Ernährung-Bewegung-Verhalten können die Patienten durch *Medikamente* mit gewichtssenkendem Potential unterstützt werden. Da es aber keine ausreichenden Studien in Bezug auf die Auswirkungen auf das Herz-Kreislaufsystem und der Nutzen der Wirkstoffe nicht ausreichend belegt sind, werden diese hier nur aufgeführt. Eines der Antiadiposita ist das *Rimonabant*, wirkt als Appetitszügler und hat günstige Effekte auf den Lipid- und Glukosestoffwechsel. Häufige Nebenwirkungen sind hier Übelkeit, Schwindel, depressive Verstimmungen etc. Ein weiteres Antiadiposita ist das Medikament *Orlistat*. Es ist ein Lipaseinhibitor, d.h. durch Inaktivierung von fettverdauenden Enzymen (Lipasen), kommt es zu einer Verringerung der Fettaufnahme. Nebenwirkungen sind hier häufige Stuhlfrequenz, Meteorismus (Blähungen) und Steatorrhoe (Fettstuhl). Substanzen wie Diuretika, Wachstumshormone, Amphetamine und Thyroxin kommen wegen ungesicherter Wirkung sowie gefährlicher Nebenwirkungen für die Behandlung nicht in Frage.[8]

2.4.2 Operationsmethoden zur Gewichtsreduktion

Gelingt mit einer multimodalen, strukturierten Adipositastherpaie aus Verhalten-, Ernährungs-, Bewegungs- und evtl. medikamentöser Therapie keine langfristige Gewichtsabnahme, sehen die Leitlinien die Indikation für eine chirurgische Intervention als gegeben an.[9] Die bariatrische Chirurgie, chirurgischen Verfahren zur Reduktion des Körpergewichts, stellt bei fortgeschrittener Adipositas die derzeit einzige effektive Therapie für die Mehrzahl der Erkrankten dar. Ebenso beeindruckend ist der positive Einfluß der chirurgischen Maßnahmen auf die Folgeerkrankungen wie u.a. Diabetes mellitus und kardiopulmonale Erkrankungen.

Doch wann ist eine Operation indiziert und welche Verfahren kommen wann in Betracht? Voraussetzungen zur operativen Adipositastherapie (S3-Leitlinie) sind:

* ❖ Adipositas Grad III (BMI > 40kg/m²) oder Grad II (BMI > 35 kg/m²) , mit einer oder mehreren Adipositas-assoziierten Folge-/Begleiterkrankungen

* ❖ Konservative Therapieversuche erschöpft oder aussichtslos

* ❖ Alter i.d.R. > 18, < 65 Jahre, akzeptables OP-Risiko

* ❖ Ausschluß aktiver konsumierender oder instabiler psychischer Erkrankungen

* ❖ Kinderwunsch stellt keine Kontraindikationen zur bariatrischen Therapie dar

* ❖ Das Vorhandensein eines Zentrum mit eingehender laparoskopischer und adiposita-schirurgischer Erfahrung und Logistik (mehr als 1 OP-Verfahren, Spezialbetten, OP-Tische, spezielles Instrumentarium, perioperative Überwachung)

* ❖ Langfristige interdisziplinäre Nachbetreuung gewährleistet (psychologisch, pflegerisch, Bandadjustierung, Selbsthilfegruppe)

* ❖ über alle Verfahren aufgeklärter Patient

---

[8] Deutsche Gesellschaft für Ernährung, 2007

❖ geklärte Kostenübernahme.

Gerade beim letzten Punkt kommt es oft zu Streitigkeiten zwischen den Patienten und der jeweiligen Krankenkasse. Die Ursache dafür ist, daß die Erkankung der Adipositas ab einem BMI von 30 m/kg^2 nicht als Krankheit anerkannt wird. Adipöse müssen die Leistungen bei ihren Krankenkassen beantragen und dabei kommt es oft zu Streiterein. Durch diese zurückhaltende Genehmigungspraxis der Krankenkassen werden im internationalen Vergleich bei uns viel häufiger Patienten mit einem BMI > 50 m/kg^2 oder sogar > 60 m/kg^2 operiert.[10]

Welche Operation für welchen Patienten? Die individuelle Beratung der Patienten durch das behandelnde Ärzteteam (Chirurgie und Anästhesie) hat das Ziel, eine adäquate Operationsstrategie zu entwickeln. Wichtige Kriterien bei der Verfahrenswahl sind das Ausgangsgewicht des Patienten (BMI), der zu erwartende Gewichtsverlust (EWL), Essverhalten, Begleiterkrankungen, allgemeines OP-Risiko sowie die Mitarbeit des betroffenen Patienten.

Die häufigsten und gemäß S3-Leitlinie empfohlenen vier Operationsverfahren sind:

➢ Magenband

➢ Roux-Y-Magen-Bypass

➢ Sleeve-Gastrektomie (Schlauchmagen-Operation)

➢ Duodenalswitch.

Nach ihrem Hauptwirkprinzip wird hier in restriktive Verfahren (z.B. Magenband) von malabsorptiven Verfahren (Duodenalswitch) und Kombinationsverfahren (wie Magenbypass) unterschieden.

Das *Magenband* (Gastric Banding) war bis 2007 noch der häufigste Eingriff in Deutschland. Laparaskopisch wird über 4 – 5 Trokare (Punktionsinstrument in der minimal-invasiven Chirurgie) ein verstellbares Silikonband unterhalb des Mageneingangs um den Magen gelegt, sodass der Magen in einem Vormagen und einem Hauptmagen aufgeteilt wird. An dem Magenband ist ein Schlauch angebracht, der in ein Injektionsreservoir mündet. Dadurch ist eine Einstellung des Durchmessers und somit eine Kontrolle der Nahrungspassage möglich. Die Nahrung verlässt den oberen kleinen Magenanteil langsamer. Somit wird wesentlich schneller und länger ein Sättigungsgefühl erreicht. Der Erfolg der Bandimplantantion ist von der Patientenauswahl und der Nachsorge abhängig.

---

[9] S3-Leitlinie, DGAV, 2010
[10] Wirth/Hauner, 2013

Bei der *Roux-Y-Magenbypass-Operation* wird ein kleiner Vormagen (Pouch) gebildet, der durch eine Nahtverbindung (Anastomose) direkt mit dem Dünndarm verbunden wird. Der restliche Magen, der Zwölffingerdarm und ein Teil des oberen Dünndarms sind somit ausgeschaltet. So erreichen die Verdauungssäfte erst später den Nahrungsbrei. Fette, Glucosestoffe und Eiweiße werden somit später aufgespalten und dardurch vermindert aufgenommen. Dieser Eingriff ist gegenüber dem Magenband und dem Schlauchmagen (im Punkt 3 ausführlich beschrieben) komplexer.

Das *Duodenalswitch*-Verfahren wird korrekt als Biliopankreatische Diversion (BPD) mit Duodenalswitch (DS) bzw. BPD-DS bezeichnet. Der Dünndarm wird hierbei weitgehend aus der Nahrungspassage ausgeschaltet und zusätzlich der Magen im Sinne eines Schlauchmagens verkleinert. Hierdurch kommt es zu einem Resorvoir von 100 cm, wo Nahrungsbreis und Verdauungssäfte zusammenkommen. Das führt zu einer mangelhaften Aufnahme (Malabsorption) von Fett und Vitaminen. Dies ist ein sehr effektives Verfahren, Gewichtsverlust bis zu 90 %! Nachteil hier ist das Risiko von einer Mangelernährung, Anämie und Osteoporose sind häufig die Folge. Daher wird der Eingriff ausschließlich bei Patienten mit extremer Adipositas oder unzureichendem Gewichtsverlust nach Sleeve-Gastrektomie durchgeführt. Der Anteil insgesamt beträgt ca. 1 % der Bariatrischen Eingriffe in Deutschland.

Es gibt noch andere Verfahren wie Magenschrittmacher, Distaler Magen-Bypass, Magenballon und viele mehr. Bei Patienten mit einem BMI > 50 kg/m² werden Stufenkonzepte angewandt, um das perioperative Risiko zu senken, da ein erhöhtes Mortalitätsriko besteht. Hierzu gehört u.a. der endoskopisch platzierbare Magenballon. Durch die erzielte Gewichtsabnahme wird das laparoskopische Verfahren erleichtert.

3   Sleeve-Gastrektomie

3.1   OP-Technik

Die sogenannte Sleeve-Gastrektomie ist lt. DRG-Statistik des Statistischen Bundesamt 2010 der häufigste bariatrische Eingriff in Deutschland mit den größten Zuwachsraten und einem Anteil von 48 % der insgesamt 6195 adipositaschirurgischen Eingriffe in 2011.[11]

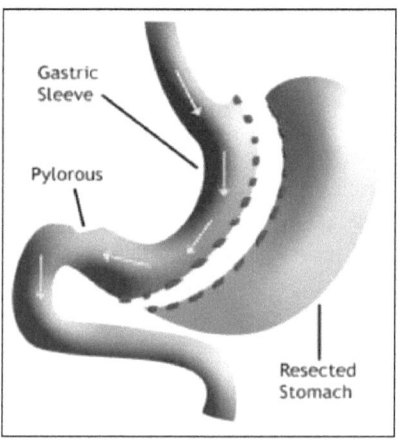

Abbildung 2: Sleeve-Gastrektomie

Während einer ein- bis zweistündigen Operation in Vollnarkose wird laparoskopisch über fünf bis sechs 1 -2 cm lange Schnitte, verteilt im Oberbauch, die Magen-Sleeve-Resektion durch-geführt. Mit so genannten Staplern, die durch Klammerung den Magen verschliessen und gleichzeitig zwischen den Klammerreihen schneiden, wird der Magensack längs abgetrennt, so daß aus dem Magen ein Schlauch entsteht. Die Klammernahtreihe kann anschließend nach Befüllen des Magenschlauches mit Methylenblau (gefärbter physiologischer Kochsalz-lösung auf Dichtigkeit überprüft werden. Daraus resultiert der Name Sleeve-Magen, Schlauchmagen. Eine 11mm dicke Magensonde dient hier als Platzhalter und gibt die Dicke

---

[11] Wirth/Hauner, 2013

des Schlauchmagens vor. Anschließend wird der weggeschnittene Magenteil in einem kleinen Plastikbeutel über einen der Zugänge (Trokare) in der Bauchdecke entfernt.[12]

D.h. mehr als 80 % des Magens werden irreversibel entfernt. Der Restmagen entspricht einer kleinen Banane mit einem anfänglichen Füllungsvolumen von knapp 100 ml. Dadurch können die Operierten nur wenig Nahrung aufnehmen und fühlen sich schnell satt. Hunger und Lust auf Süßspeisen sind bei den Behandelten ebenfalls geringer, da mit dem entfernten Magenteil auch weitgehend die Produktionsstätte des Hormons Grhrelin mit entfernt wird.

Nach der Operation ist ein etwa fünftägiger Krankenhausaufenthalt notwendig. Während dieser Zeit soll die Klammernaht heilen, weswegen nur flüssige Nahrung aufgenommen werden darf. Wichtig ist, daß frühzeitig damit begonnen wird, in der Regel am postoperativen Tag mit 100 ml Wasser. Erst wenn mindestens 2 Liter am Tag getrunken werden können und damit die notwendige Flüssigkeitsaufnahme gesichert ist, kann die stationäre Entlassung erfolgen. Die Erholung von der OP dauert im Schnitt zwischen 2 -4 Wochen.

3.2 Risiken

Generell gilt, daß jede OP ein Risiko ist. Gerade bei adipösen Patienten ist das Risiko eine oder mehrere Komplikationen zu erleiden sehr hoch. Das Hauptrisiko für den Patienten liegt aber in erster Linie in einem unzureichend trainierten Operateur und unerfahrenen Teams mit mangelnder adipösengerechter Ausstattung (OP-Tisch, Spezialbetten, spezielle ATS, spezielle Blutdruckmanchetten, Röntgen, CT usw.). Die persönliche adipositaschirurgische Erfahrung des Chirurgen, die jährliche Frequenz an adipositaschirugischen Verfahren in einer Klinik und die Wahl des Verfahrens selbst, haben einen Einfluss auf die Komplikationsrate. Bei allen chirurgischen Eingriffen kann es peri- und postoperativ zu Komplikationen aufgrund des hohen Gewichtes und den vorbestehenden Beigleiterkrankungen der Patienten kommen. Zu den allgemeinen Risiken gehören vor allem:

• Postoperative respiratorische Insuffizienz (verminderte Atemleistung durch Zwerchfellhochstand)

• Thrombose (Bildung eines Blutgerinnsels durch Immobilität, Gerinnungsstörungen)

• Lungenembolie (durch ein Blutgerinnsel verursachter Gefäßverschluss innerhalb einer Pulmonalarterie)

• Rhabdomyolyse (Muskelzellzerfall durch lange Immobilität)

• Nierenversagen (aufgrund der Rhabdomyolyse)

---

[12] Müller, 2007

Diese Risiken sollen durch zweizeitige Konzepte (Stufenkonzepte) gesenkt werden, d.h. Patienten mit einem BMI > 50 kg/m² oder erheblicher Komorbidität werden vorbehandelt. Dazu gehören z.b. der endoskopisch platzierbare Magenballon und der Schlauchmagen. Die Sleeve-OP ist dabei als erster Teilschritt eines Duodenalswitch-OP anzusehen. Durch dieses Stufenkonzept konnte das Mortalitätsrisiko von 6 % auf < 1 % gesenkt werden. Der Nachteil vom Magenballon ist, daß dieser zeitlich limitiert ist, er hat eine Zulassung von 6 Monaten. Eine Zweitoperation sollte zeitnah erfolgen, um den Jo-Jo-Effekt zu vermeiden.

Zur Komplikationsvermeidung wird daher in der bariatrischen Chirurgie postoperativ ein erweitertes *Monitorring* trotz relativ kleiner Eingriffe angewandt:

- ✓ Großzügige arterielle Blutdruckmessung
- ✓ Blutgasanalyse
- ✓ Atemfrequenz, Herzfrequenz, Diurese
- ✓ Rhabdomyolyse/Kompartmentsyndrom erkennen und rechtzeitig behandeln (Messen von Laborparametern wie CK, CKMB, Kreatinin etc.)
- ✓ Erkennen und Behandeln eines intraabdominellen Drucks

Die Letalität nach Sleeve-Resektion beträgt unter 1 %. In prospektiven Untersuchungen fanden sich Nachblutungen aus der Klammernahtreihe bei 4,8 % der Patienten, Magenischämien bei 2,5 %, postoperatives Erbrechen bei 2,5 %, Leckagen der Klammernahtreihe bei 2,4 %, und Magendilatationen bei 4 % mit einer Reoperationsrate von bis zu 5 %. Um Blutungen aus der Klammernahtreihe zu minimieren, wurde in kleinen Studien die Klammernaht mit Glykopolymerstreifen verstärkt. Alternativ wurde die Klammernaht mit resorbierbaren Fäden übernäht.

Durch den Einzug der Laparaskopie in die Adipositaschirurgie und Spezialisierung konnten die o.g. Risiken drastisch gesenkt werden, die Patienten müssen noch am OP-Tag aufstehen. Auch die Gefahr der postoperativen Lungenentzündung ist allein durch die erschwerte Atemmechanik gegeben. Dem wird mit Physiotherapie entgegengesetzt. Die Anforderungen an das Pflegepersonal sind sehr hoch, es gibt keine verlässlichen Blutdruckwerte, da die Manschettengröße meist unzureichend ist. Hierbei hat sich die arterielle Blutdruckmessung als hilfreich erwiesen.

Zusammenfassend kann hier festgehalten werden, daß die Letalität und Komplikationsrate mit zunehmendem BMI steigt.

Kurzfristig chirurgisch behandelbare Komplikationen betreffen die Entwicklung von inneren Hernien, Gallenblasensteinen, Anastomosen-Stenosen u.a. wie bei anderen visceralen Eingriffen.

Langfristige Komplikationen nach der Sleeve-OP sind deutlich weniger als wie bei den Verfahren der Roux-Y-Magenbypass. In Betracht werden gezogen: anhaltender Nährstoffmangel, der wiederum zur Folge von Osteoporose, Eisenangelanämie, perniziöse Anämie, Folsäuremangel führen kann. Desweitern kann es zu einem chronischen Eiweißmangel kommen. Patienten bemerken Veränderungen der Stuhlkonsistenz. Eine bakterielle Fehlbesiedlung des Dünndarms kann zu Oberbauchkoliken, Diarrhö und verstärkter Malabsorption führen. Demzufolge ist eine langfristige Nachsorge bei bariatrischen Eingriffen notwendig.

3.3 Nachsorge

Der Langzeiterfolg der Adipositaschirugie ist abhängig von der spezifischen und koordinierten Nachsorge. Das Ziel der multidisziplinären Nachsorge besteht in der Vermeidung von Mangelernährung und Malabsortion durch prophylaktische Einnahme von Nährstoffen wie beispielsweise Vitamin D. Die Basis für eine langfristige erfolgreiche Adipositastherapie wird schon vor der OP durch ein Schulungs- und Trainingsprogramm gelegt. Die Nachsorge besteht aus folgenden Komponenten:

➢ chirurgische Nachsorge durch den Operateur

➢ Fortsetzung der präoperativen Ernährungstherapie durch Diätassistenten

➢ Ärztliche Nachsorge durch Internisten, Endokrinologen, und ggf. durch Diabetologen bei bestehendem Diab. Mell.

➢ Psychische Betreuung durch Psychotherapeuten (Verhaltenstherapie usw.)

➢ Bewegungstherapie durch Physiotherapeuten.

Schlauchmagenpatienten erlangen neben einem dramatischen Gewichtsverlust (< 55 % EWL) eine gute Lebensqualität wieder. Die Vorteile dieses Verfahrens liegen im Erhalt der normalen Magenpassage und der weiterhin problemlosen Durchführbarkeit von Gastroskopien. Durch Erhalt des Pylorus (Magenpförtner) wird zudem ein Dumping-Syndrom (Sturzentleerung der Nahrung von Magen in den Dünndarm mit Folgen von Diarrhoen, Bauchkrämpfen etc.) verhindert. Ein Mangel von Vitaminen und Spurenelementen war bisher nicht nachweisbar im Gegensatz zum Magenbypass. Dort muß eine lebenslange Zuführung von

Vitamin – und Mineralpräparaten erfolgen. Außerdem ist eine endoskopische Untersuchung von Magen und Dünndarm bei der Bypassoperation nicht mehr möglich.[13]

Um langfristige Komplikationen postoperativ zu vermeiden werden die Patienten in regelmäßigen Abständen körperlich untersucht. Dazu zählen Labortest, Ultraschall vom Abdomen, Knochendichtemessungen, Überwachungen der Supplementation, Ernährungstherapie, Hautstatus und des psychosozialen Status. Anfänglich in 2monatigen Abständen postoperativ, nach 3 Monaten vierteljährig, nach einem Jahr, halbjährig sowie nach 24 Monaten 1 mal pro Jahr. Die Kontrolle der Laborparameter ist abhängig von der OP-Art und von den Vorerkrankungen der Patienten. Wichtige Parameter sind hier: Blutbild, Serumchemie (Blutzucker, HbA1, Transaminasen, Kreatinin, Harnsäure, Kalzium), Eisen, Albumin, das Parathormon Vitamin D, Vitamin B12, Folsäure sowie weitere fettlösliche Vitamine.[14]

3.4 Nutzen

Mit der Magen-Sleeve-Resektion wird ein Übergewichtsverlust von etw 70 % erreicht. Dies entspricht nahezu den Ergebnissen nach Magenbypass, allerdings ohne komplizierte Umstellungsoperation. Die Sleeve-Resektion ist chirurgisch relativ einfach auszuführen mit entsprechend wenigen Risiken für Komplikationen. Nährstoffe wie Vitamine, Calcium und Eisen können trotzdem vom Körper aufgenommen werden und müssen nicht lebenslang zugeführt werden. .Die Sleeve-Resektion ist wirksamer als die Magenband-Operation und reduziert zudem das Hungergefühl und die Lust auf Süßes durch die Verminderung des Hormons „Ghrenlin".

Als Nachteil der Sleeve-Gastrektomie ist zu nennen, daß die Operation nicht mehr rückgängig gemacht werden kann, ebenso wie z.B. beim Bypass. Ein weiterer Nachteil ist der mögliche Wirkungsverlust aufgrund der Aufweitung des Schlauchmagens. Da das Verfahren noch nicht so lange angewendet wird, bestehen noch nicht so große Lanzeiterfahrungen. Es gibt aber bereits Studien, die eine anhaltende Gewichtsreduktion über 3 Jahre zeigen. Anfängliche Schwierigkeiten, wie die erneute Ausweitung des Schlauchmagens, wurden mit der konsequenteren Verengung des Schlauchmagens eingeschränkt. Gegenüber der Magenband- und der Magenbypass-Operation hat sie Vorteile in der Wirksamkeit, Risiko und Handhabung. Gegenüber dem Magenbypassverfahren hat sie den wesentlichen Vorteil, daß die Organreihenfolge im Magendarmtrakt nicht verändert wird und keine Nährstoffersatztherapie notwendig ist.[15]

---

[13] Wirth/Hauner, 2013
[14] S3-Leitlinie, DGAV, 2010
[15] Müller, 2007

Zusammenfassend gibt es keinen Grund, dieses Verfahren nicht an den Anfang jeder bariatrischen Chirurgie zu stellen, die Magen-Sleeve-Resektion also zur Therapie der 1. Wahl in der Übergewichtschirurgie zu machen. Der Nutzen dieser angewandten Therapie liegt für den Patienten in der starken Gewichtsabnahme bei geringer Risiko- und Komplikationsrate. Durch die langfristige Gewichtsabnahme können langfristig Folgeerkrankungen (in Punkt 2.3 aufgelistet) reduziert bzw. völlig aufgehoben werden.

4 Fazit

Zusammenfassend kann man festhalten, daß die Sleeve-Gastrektomie eine wesentliche Therapie der Gewichtsreduzierung ist, die sich durch eine relativ komplikationsarme Operationstechnik auszeichnet. Sie führt zu einer nachhaltigen Lebensqualitätsverbesserung durch Senkung des Körpergewichts und Komorbiditäten speziell des Diabetes mellitus Typ 2 und sie erhöht die Lebenserwartung. Allerdings ist eine chirurgische Intervention extrem adipösen Patienten mit einem hohen gesundheitlichen Risiko vorbehalten und erfordert einen erheblichen Aufwand an langfristiger und multidisziplinärer Weiterbehandlung durch Ernährungsmediziner, Diabetologen, Ernährungs-, Verhaltens- und Bewegungstherapeuten. Dennoch ist eine fast vollständige Normalisierung des Körpergewichts selten.

Das Behandlungsziel der Adipositaschirurgie ist neben der Gewichtsreduktion eine Verbesserungs von Sekundärkrankheiten der Adipositas. Ein stetiger Anstieg der bariatrischen Chirurgie ist zu erwarten.

Allerdings zeigt sich deutlich, daß um so adipöser ein Patient ist, desto komplikationsreicher ist der Eingriff, und desto höher ist die Wahrscheinlichkeit an Folgeerkrankungen zu leiden, arbeitsunfähig zu werden, generell eine geringere Chance hat zu genesen. Daher sind doch die Voraussetzungen, nämlich der BMI > 35 kg/m² mit einhergehenden Folgeerkrankungen, in Frage zu stellen. Adipöse Patienten werden in Deutschland oft unüberbrückbare Hürden in den Weg gelegt. Sie müssen die chirurgische Therapie bei der zuständigen Kasse genehmigen lassen. Voraussetzung hierfür sind persönliches Anschreiben mit Auflistung und Nachweis gut dokumentierter konservativer Versuche und interdisziplinäre Stellungnahmen. Bezüglich der Genehmigungsrate bestehen in Deutschland unerträgliche Zustände. Während in Deutschland auf 100.000 Erwachsene 12 adipositaschirurgische Eingriffe im Jahr 2011 entfielen, liegt die Operationsfrequenz in der Schweiz und in Frankreich um den Faktor 3, in Österreich um den Faktor 4 und in Belgien um den Faktor 11 höher.[16]

Obwohl die WHO Adipositas als chronische Erkrankung einstuft, ist diese im deutschen Gesundheitssystem nicht als Krankheit anerkannt. Das hat zur Folge, daß Behandlungskosten für Adipositas von der GKV (Gesetzliche Krankenversicherung) nicht übernommen werden. Die GKV ist jedoch verpflichtet, für die mit Adipositas assoziierten Folgeerkrankungen wie Diabetes mellitus, Bluthochdruck usw. aufzukommen. Bei der Privaten Krankenversicherung (PKV) wird Adipositas seit 1979 als Erkrankung anerkannt.

---

[16] Wirth/Hauner, 2013

Krankenkassen, der medizinische Dienst und die Politik sind hier gefragt. Aus medizinischer und gesellschaftlicher Sicht ist es erforderlich, Adipositas als eine präventions- und behandlungsbedürftige Erkrankung anzuerkennen, um eine adäquate Versorgungsstruktur zu sichern. Präventive Maßnahmen könnten sein:

- Ernährungserziehung und Gesundheitsförderung in den Schulen einbinden

- Gesunde Ernährung in den Großküchen und Kantinen (z.b. in Schulen, Kindergärten, Universitäten, Betrieben) sollte selbstverständlich sein

- Obst und Gemüse zu subventionieren

- Kennzeichnung von Lebensmitteln und Mahlzeiten hinsichtlich ihres Energie- und Fettgehalts

- Werbung für Softdrinks, Fastfood und alkoholische Getränke einschränken.

Die vorliegende Arbeit zeigt deutlich, daß die Sleeve-Gastrektomie einen hohen Nutzen für die Patienten hat. Sie macht ebenso deutlich, daß durch präventive Maßnahmen eine gravierende Ausbreitung der Erkrankung positiv beeinflusst werden kann. Da besteht Behandlungsbedarf. Deutschland hat bisher keine nationale Aktion zur Adipositasprävention. Australien ist weltweit das bisher einzige Land, das eine nationale Strategie zur Adipositasprävention entwickelt hat.

Abkürzungsverzeichnis

BMI   Body Mass Index

DAG   Deutsche Adipositas-Gesellschaft

DGAV   Deutsche Gesellschaft für Allgemein- und Viszeralchirurgie

DDG   Deutsche Diabetes Gesellschaft

DGE   Deutsche Gesellschaft für Ernährung

DGEM   Deutsche Gesellschaft für Ernährungsmedizin

WHO   Weltgesundheitsorganisation

Literatur- und Quellenverzeichnis

Bundesgesundheitsblatt (2013): Übergewicht und Adipositas in Deutschland: http://www.gbe-bund.de/gbe10/owards.prc_show_pdf?p_id=16405&p_sprache=d&p_uid=&p_aid=&p_lfd_nr=1#search=%22Adipositas%22 (Datum des Zugriffs: 9. Februar 2014)

DAG, DDG, DGE, DGEM (2007):Prävention und Therapie der Adipositas, http://www.adipositas-gesellschaft.de/fileadmin/PDF/Leitlinien/Adipositas-Leitlinie-2007.pdf. (Datum des Zugriffs: 11. Februar 2014)

DGKV (2007): Taillenumfang als kardiovaskulärer Risikofaktor. http://ft2007.dgk.org/images/stories/stawowy.pdf (Datum des Zugriffs: 10. Februar 2014)

DGAV S3-Leitlinie: Chirurgie der Adipositas (2010): http://www.dgav.de/fileadmin/media/texte_pdf/caadip/leitlinie-chirurgie-der-adipositas_2010-06.pdf. (Datum des Zugriffs: 11.Februar 2014)

Müller, B. (2007): Magen-Sleeve-Resektion. OP der 1. Wahl in der Übergewichtschirurgie.https://www.klinikum.uni-heidelberg.de/fileadmin/Chirurgie/AllgemeineChirurgie/Adipositaszentrum/AS_S_20-22_Ausg.2_07.pdf. (Datum des Zugriffs: 11. Februar 2014)

Pabst, S. (2013): Die EU kämpft gegen Übergewicht http://www.dw.de/thens/s-9077 (Datum des Zugriffs: 11. Februar 2014).

Universitätsmedizin Leipzig (2014): http://www.ifb-adipositas.de/presse/adipositas-zahlen (Datum des Zugriffs: 9. Februar 2014)

Wirth, A. und Hauner, H. (2013): Adipositas. Springer. 4. Auflage